BIBLIOTHÈQUE GÉNÉRALE DE MÉDECINE

DE LA CHIRURGIE
DU GOITRE

ET DE SES

CONSÉQUENCES IMMÉDIATES ET ÉLOIGNÉES

PAR

Le Docteur DE VLACCOS

DE LA FACULTÉ DE PARIS
MEMBRE CORRESPONDANT DE LA SOCIÉTÉ DE CHIRURGIE
LAURÉAT DE LA SOCIÉTÉ FRANÇAISE D'HYGIÈNE
PROFESSEUR AGRÉGÉ A L'UNIVERSITÉ D'ATHÈNES

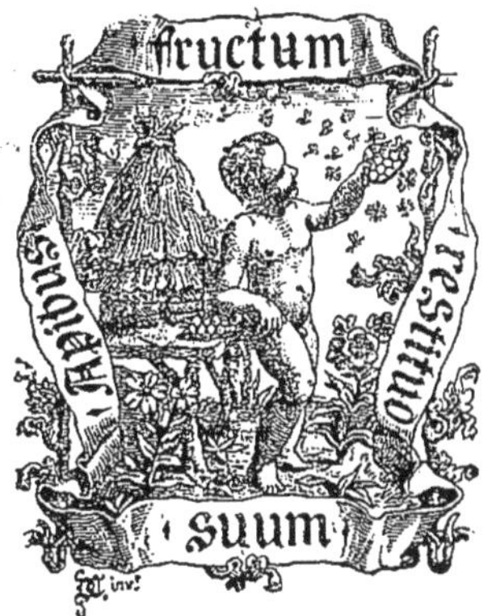

PARIS
SOCIÉTÉ D'ÉDITIONS SCIENTIFIQUES
PLACE DE L'ÉCOLE DE MÉDECINE
4, RUE ANTOINE-DUBOIS, 4
—
1895

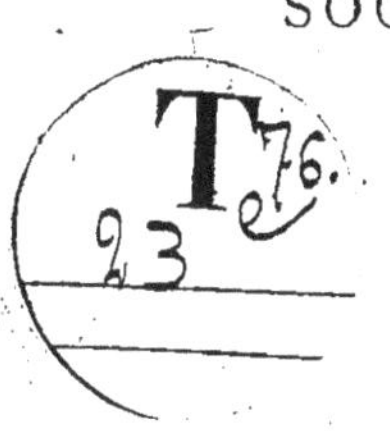

DE LA

CHIRURGIE DU GOITRE

DE LA CHIRURGIE
DU GOITRE

ET DE SES

CONSÉQUENCES IMMÉDIATES ET ÉLOIGNÉES

PAR

Le Docteur DE VLACCOS

DE LA FACULTÉ DE PARIS

MEMBRE CORRESPONDANT DE LA SOCIÉTÉ DE CHIRURGIE
LAURÉAT DE LA SOCIÉTÉ FRANÇAISE D'HYGIÈNE
PROFESSEUR AGRÉGÉ A L'UNIVERSITÉ D'ATHÈNES

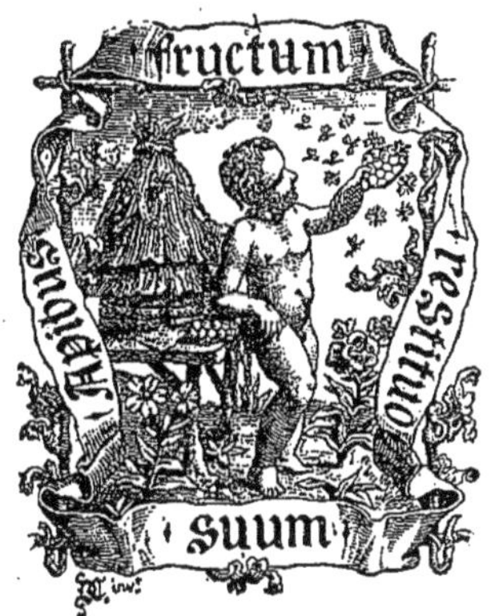

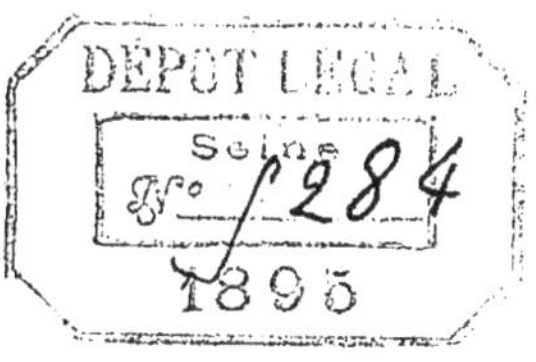

PARIS

SOCIÉTÉ D'ÉDITIONS SCIENTIFIQUES

PLACE DE L'ÉCOLE DE MÉDECINE

4, RUE ANTOINE-DUBOIS, 4

1895

Tous droits réservés.

AU

Docteur J. TERRIER

PROFESSEUR DE CHIRURGIE A LA FACULTÉ DE MÉDECINE DE PARIS
MEMBRE DE L'ACADÉMIE DE MÉDECINE

DE LA CHIRURGIE DU GOITRE

ET DE SES CONSÉQUENCES IMMÉDIATES ET ÉLOIGNÉES

CHAPITRE PREMIER

Les vicissitudes qu'a eu à traverser, durant plusieurs lustres, la chirurgie du goître, étaient dues aussi bien aux difficultés opératoires et aux résultats déplorables que présentaient les interventions en ces temps, qu'aux conséquences éloignées observées dans l'espèce. Car, si les effrayantes hécatombes payées à la septicémie rendaient le chirurgien timoré et peu porté aux interventions sanglantes, en général, les opérations radicales, d'autre part dirigées contre le goître rappelaient spécialement au thérapeuthe le tableau vraiment navrant du crétinisme myxœdémateux.

C'est donc à assurer à l'opéré une guérison rapide, dénuée de toute complication post-opératoire et à conjurer toute conséquence éloignée que se sont attachés, de tout temps, médecins et chirurgiens en s'ingéniant à trouver tour à tour des médications ou à inventer des procédés opératoires variés.

Laissant de côté l'énumération des divers traitements médicaux, qui ne sont pas du ressort de notre présente étude, nous ne nous occuperons que des moyens chirurgicaux conseillés par le traitement du goître. Beaucoup de ces procédés et de ces méthodes employés autrefois sont de nos jours et à juste titre abandonnés. Néanmoins, nous pensons qu'il serait peut-être utile, dans une étude sur la matière, d'en parler pour donner les raisons de cette condamnation à l'oubli.

Injections parenchymateuses. — En première ligne et comme transition entre le traitement médical ou traitement pharmaceutique et les moyens chirurgicaux proprement dits, il faut placer les *injections parenchymateuses* de teinture d'iode. Ces injections, bien que recommandées et employées par Erichsen, Alquier (de Montpellier), Bertin (de Gray), ne furent systématiquement préconisées qu'en 1863 par Luton (de Reims), quoique Lücke, professeur à Strasbourg, les croie sans doute une invention allemande, car il n'accorde aucune mention aux travaux français. Cependant cette méthode aussi simple ne se généralisa pas aussi vite qu'il était permis de l'espérer. Une longue période d'oubli, pendant laquelle seuls quelques cas en furent publiés, succéda aux premières tentatives heureuses. Ce n'est que dans ces derniers temps seulement que de nombreux succès dus à Morell-Mackenzie, à Lücke, à Rossander, à Tivu, etc., à l'étranger; à Richelot, à Terrillon, à Le Dentu, et surtout à Duguet, en France, vinrent donner à la méthode des injections un regain de faveur et d'actualité.

Cette méthode consiste dans l'injection directe de

teinture d'iode dans le corps même de la tumeur. L'iode ainsi introduit dans l'économie paraît agir sur la tumeur non seulement par son influence quasi-spécifique sur la substance même du goître, mais encore par son effet direct en provoquant une réaction inflammatoire locale d'une certaine intensité et partant un processus régressif qui, par des injections répétées, arrive à atrophier la tumeur.

Le manuel opératoire n'offre rien de particulier ni de difficile. L'instrument dont on se sert est la seringue de Pravaz ordinaire; le liquide à injecter est la teinture d'iode récente, pure ou dédoublée avec une solution étendue d'iodure de potassium. Muni de toutes les précautions antiseptiques, on immobilise la tumeur et l'on procède à l'injection en enfonçant d'abord l'aiguille, séparée de la seringue, à deux ou trois centimètres de profondeur, à la partie la plus saillante et la plus résistante au doigt.

Pendant l'introduction de l'aiguille on doit éviter avec soin les grosses veines souvent très développées qui parcourent la surface sous-cutanée de la tumeur. Mais il est plus difficile d'éviter la lésion des veines profondes de la glande qui échappent à notre examen direct. C'est pourquoi nous venons de dire qu'il est prudent d'introduire d'abord l'aiguille capillaire dans le parenchyme glandulaire, et lorsque aucune goutte de sang ne vient suinter au bout externe de l'aiguille, alors seulement, y adapter la seringue remplie de teinture d'iode et débarrassée des bulles d'air. En agissant de la sorte, on est sûr de ne pas pousser l'injection dans quelque gros vaisseau, accident qui déterminerait des thromboses et des embolies souvent mortelles, comme il est arrivé deux fois à Lück, à Kocher, à Schmidt, à Seitz, à Demme, à Schwabbe et à d'autres opérateurs, qui tous ont eu à déplorer des morts rapides et même foudroyantes. Le liquide doit être injecté doucement et avec quelques moments d'arrêt. L'injection faite, on retire l'aiguille en appliquant sur la piqûre la pulpe du doigt pour empêcher tout écoulement de teinture au dehors. Comme pansement, certains opérateurs appliquent sur la tumeur une cravate remplie de glace à l'effet de modérer la réaction consécutive. Nous pensons à l'inutilité de tout pansement dans la majorité des cas.

Quant à la quantité de teinture à injecter, il serait prudent de se limiter pour la première injection à dix gouttes seulement. De l'intensité de la réaction, on jugera des doses ultérieures et du nombre des injections, si besoin est. Parfois, une à trois injections suffisent à faire disparaître le goître, mais ordinairement dix et même vingt injections sont nécessaires pour en venir à bout. La réaction qui s'en suit est le plus souvent bien modérée; quelquefois cependant, apparaît au lieu de l'injection une tuméfaction diffuse qui dure deux ou trois jours. Certains malades accusent une douleur locale avec irradiation vers l'angle de la mâchoire, vers les dents, l'épaule et même jusqu'aux tempes. Ces douleurs peu intenses, ajoutées à un état courbatural voisin de la fièvre, ne durent que bien peu de temps. Mais il est à remarquer que dans quelques cas, heureusement rares, les injections parenchymateuses produisirent une thyroïdite suppurée grave, suivie de mort. Quelques chirurgiens en accusent la nature du goître, chose que nous ne pouvons admettre que sous bénéfice d'inventaire. Nous pensons trouver plutôt l'explication de ces accidents dans l'impureté de l'instrument. On a voulu dire que les injections ne réussissent pas dans toutes les variétés de goître, que seuls les goîtres folliculaires et ceux qui ont subi la dégénérescence colloïde en bénéficient. Mais les observations de goîtres guéris par cette thérapeutique n'en sont pas moins nombreuses.

Somme toute, cette petite opération est bien peu douloureuse et certaines précautions prises la mettent quasi à l'abri de tout accident opératoire. Comme résultat, elle a à son actif beaucoup plus de guérisons que tous les autres traitements pharmaceutiques réunis.

Voici quelques chiffres qui font ressortir cette méthode toute française.

MM. Luton, Bertin et Lévêque rapportent 69 cas de goître traités par les injections iodées et répartis comme suit :

Guérisons complètes	40
Améliorations certaines	25
Insuccès	4
Total	69

Statistique de sir Morell-Mackenzie, portant sur 73 cas :

Guérisons	59
Améliorations	9
Résultats nuls	5
Total	73

Statistique de Duguet, portant sur 34 cas :

Guérisons	21
Améliorations	7
Résultats inconnus	6
Total	34

Il serait oiseux, croyons-nous, d'énumérer d'autres

statistiques encore de guérison par ces injections, lorsque l'on peut citer à l'appui de l'efficacité réelle de cette méthode les noms éminents de Gosselin, de Verneuil, de Terrier, nos maîtres; de Terrillon, de Richelot, en France; de Billroth (de Vienne), de Parona (de Turin), etc. Pour terminer ce sujet nous ajouterons que certains autres agents furent conseillés comme succédanés de la teinture d'iode, (perchlorure de fer, ergotine, chlorure de zinc, alcool, etc.). Mais leur efficacité n'a pas été sanctionnée par l'observation. La seule préparation qui paraît remplacer avantageusement la teinture d'iode est l'éther iodoformé qui, malgré quelques inconvenients, a donné des succès à Terrier et à Verneuil.

Cependant il faut bien reconnaître que tous les goîtres ne sont pas guéris par l'iode et ses dérivés, et c'est précisément contre ces goîtres *récalcitrants* que les chirurgiens ont eu recours à une autre catégorie de moyens qui visent le ramollissement de la tumeur. Le plus ancien de ces procédés consiste à traverser la tumeur par un ou plusieurs sétons. Il s'en suit une suppuration, ou plutôt une mortification étendue du tissu goîtreux avec écoulement difficile du pus infecté par l'accès de l'air. Dans de pareilles conditions, la décomposition putride ne tarde pas à naître avec toutes les suites d'une infection locale et générale. Monro, Quadri, Maunoir, Heister, sont les noms de ceux qui, les premiers, recommandèrent et employèrent ce moyen actuellement avec raison condamné par tous les chirurgiens.

Procédé de dilacération ou de Billroth. — Ce procédé, dit de Billroth, et qui a été décrit par Beaumais, consiste dans la *dilacération* sous-cutanée de la tumeur à l'aide d'un trocart enfoncé dans son parenchyme, après quoi l'on ferme hermétiquement la petite plaie tégumentaire. L'irritation mécanique n'y est pas continue comme dans l'emploi du séton, et le ramollissement y a lieu non en contact de l'air, avantage qui n'est pas à dédaigner. Bien que ce procédé ait eu quelques succès entre les mains de son inventeur, il n'est pas à être recommandé. La destruction violente du parenchyme ne peut avoir lieu sans ruptures vasculaires qui peuvent donner lieu à des hémorrhagies profuses avec symptômes de suffocation.

Caustiques. — Les caustiques aussi n'ont pas été oubliés dans le traitement du goître. Sédillot a employé avec succès les pâtes de Vienne et de Canquoin. Bonnet s'est aussi servi de la pâte au chlorure de zinc dans un cas de goître plongeant. Les caustiques employés avec ménagement ne pourraient donner que des résultats incomplets. En cautérisant énergiquement, il y aurait lieu de craindre la proximité des gros vaisseaux et des nerfs importants.

Injections coagulantes. Galvano-puncture. — Parmi les goîtres solides contre lesquels on a dirigé un traitement chimique spécial, il faut placer les tumeurs de nature vasculaire, ou, comme elles furent encore appelées à tort par Benjamin Bell, *anévrysmatiques*, et que nous qualifierons volontiers de *angiomateuses*. Elles présentent des pulsations claires et parfois visibles. Souvent on y distingue des bruits de souffle, semblables au souffle placentaire, modifiables par la pression du stéthoscope. Ces tumeurs sont parfois réductibles, leur volume diminue visiblement par une pression soutenue. Cependant, on n'y rencontre pas de sacs anévrysmaux, mais de grosses artères tortueuses, qui serpentent dans le tissu glandulaire hyperplasique. Le diagnostic de ces tumeurs n'est rien moins que difficile, et une confusion ne serait possible qu'avec les sarcomes pulsatils dont la marche en diffère essentiellement. On a souvent vu ces goîtres vasculaires guérir sans intervention chirurgicale et rien que par l'usage interne de l'iode. Néanmoins, on a préconisé contre eux les injections coagulantes de perchlorure de fer, injections qui produisent la purulence et qui peuvent causer des hémorrhagies graves. Plus indiquée dans ces cas semblerait la galvano-puncture, qui donne des résultats si satisfaisants dans les angiomes caverneux ; mais à part Chvosteck (de Vienne), qui a publié un certain nombre de cas de goîtres améliorés par ce traitement, les observations, d'Althaus, de Ghérini, de Le Fort, n'y sont pas favorables.

Ligature des vaisseaux afférents. — La ligature des artères afférentes fut aussi conseillée dans les goîtres vasculaires. Plus tard, on en fit l'application aussi aux tumeurs parenchymateuses et colloïdes. Recommandée pour la première fois par Jones, en 1807, et par Lange, la ligature des artères thyroïdiennes fut exécutée d'abord par Blizard ; son exemple fut bientôt suivi par d'autres chirurgiens. Langenbeck, en 1829, Walther, Coates, Green, Larrey, Chelins, en 1834, Porta, en 1852, eurent recours à la ligature, mais avec des résultats qui n'étaient point faits pour engager à l'imitation. Bien que tout dernièrement Rydygier (de Cracovie) et Wälfler (de Graz) aient cherché à réhabiliter cette opération, il nous semble peu probable qu'ils arrivent à entraîner les chirurgiens dans cette voie abandonnée, aujourd'hui surtout que le perfectionnement de l'arsenal de l'hémostase et l'avènement de la méthode antiseptique ont rendu les chirurgiens moins timorés vis-à-vis d'une autre opération plus radicale, nous avons nommé la *thryroïdectomie.*

La ligature *en masse* et la ligature *sous-cutanée* du goître sont des procédés que nous ne faisons que mentionner, sans entrer dans les détails de ces opérations justement condamnées. Certaines autres opérations sont encore pratiquées sur le goître, mais à titre palliatif, à l'effet de prévenir ou d'éloigner des accidents qui compromettraient à brève échéance la vie du malade. Telles sont : *l'incision de l'isthme*, pratiquée par Malgaigne en 1851, la trachéotomie et la laryngotomie (Krishaber), et le procédé de Bonnet (de Lyon), ou *relèvement de la tumeur* dans le cas de goître plongeant ou retro-sternal.

Mais le traitement vraiment rationnel du goître solide est sans contredit *l'extirpation*, traitement aussi souvent rejeté que recommandé. La raison de ces alternatives d'admission et de désuétude doit être attribuée aux difficultés insurmontables qu'offrait et qu'offre encore parfois l'opération à l'outillage chirurgical imparfait d'alors, et surtout aux résultats opératoires déplorables de nos devanciers.

Cette opération, exécutée sans succès d'abord par Hedenne père en 1770, par Grooch et de Graefe quelques années plus tard, ne réussit pour la première fois qu'entre les mains de Desault en 1792. Dupuytren, Rigal, Ballard, tentèrent l'opération mais ne furent pas plus heureux que leurs confrères étrangers; et il faut arriver à 1850 pour noter encore trois succès, remportés par Roux, par Cabaret et par Hutin. Mais les insuccès publiés, ou non, étaient bien plus nombreux et les opérateurs commencèrent à tellement redouter cette opération que Blandin, Voisin et Nélaton, malgré leur autorité, ne réusissent pas à faire accréditer la thyroïdectomie auprès de la majorité de nos chirurgiens, et il faut arriver à l'année 1871 pour voir cette opération prendre définitivement sa place dans la chirurgie courante française.

Mais, pendant ce temps de proscription et d'oubli, qu'arrivait-il à l'étranger? Les chirurgiens de tous les pays : Parson, Wode, en Angleterre; Lücke, Rossander, Blackmann, Hopmann, Emmert, Rose, Billroth, en Allemagne; Warren, Green, en Amérique; Kocher, et plus près de nous, Reverdin et Julliard, en Suisse, multiplièrent les tentatives, augmentèrent le nombre des succès et firent définitivement tomber l'effroyable mortalité des premiers temps, grâce à l'avènement, le perfectionnement et la bonne application de la méthode antiseptique, si bien qu'aujourd'hui il y a bien peu de chirurgiens qui reculeraient devant la thyroïdectomie lorsque des indications pressantes et formelles réclameraient cette opération si émouvante autrefois.

Cependant, tous les goîtres ne sont pas justiciables de l'exérèse; il faut exclure de l'opération les tumeurs trop volumineuses à base large et plongeante derrière le sternum. On comprend bien qu'une intervention s'offrant dans des conditions opératoires aussi défavorables ne pourrait être justifiée, tandis que l'extirpation d'un goître mobile, plus ou moins pédiculé, est une opération qui, tout en offrant parfois des difficultés opératoires sérieuses, ne demande pas cependant une adresse chirurgicale consommée.

On peut diviser l'opération de la thyroïdectomie en trois temps :

1° Dissection et isolement de la tumeur ;

2° Extirpation ;

3° Hémostase définitive et pansement.

1er Temps. — *Dissection et isolement.* — Dans ce but, le chirurgien, après chloroformisation complète du malade, qui n'est pas toujours possible, ou analgésie cocaïnique, fait une incision longitudinale de six à huit centimètres, suivant le plus grand diamètre de la tumeur, quand cela est possible, en choisissant de préférence comme lieu de cette incision la ligne médiane. A ce niveau, l'épaisseur des parties à inciser est moindre, et l'on ne rencontre ordinairement sous le bistouri aucun vaisseau veineux ou artériel important. Quel que soit le point incisé, on arrive sur la tumeur proprement dite en traversant successivement la peau, le peaucier, les muscles sous-hyoïdiens fortement étalés et doublés de leur aponévrose. Sur la ligne médiane on ne trouve que l'interstice fibreux, espèce de ligne blanche ou raphé qui occupe toute l'épaisseur depuis la face inférieure du derme jusqu'à la tumeur. Arrivé sur la tumeur, et après arrêt de la petite hémorrhagie que donnent parfois les artérioles contenues dans l'épaisseur des tissus divisés, on procède à l'isolement du goître d'avec les parties voisines. Ce temps, pendant lequel on doit abandonner par prudence tout instrument tranchant pour n'avoir recours qu'aux doigts ou à des instruments mousses, n'est pas, ordinairement, difficile, car le tissu cellulaire qui adhère à la tumeur est lâche. Pendant cet isolement, on rencontre quelques faisceaux tenaces qui pénètrent dans la tumeur et qui, par les veines transparentes qu'ils contiennent, démontrent leur nature vasculaire. On doit couper ces brides entre deux ligatures, ou mieux encore entre deux pinces hémostatiques, de crainte d'hémorrhagies graves.

2e Temps. — *Extirpation.* — La tumeur ainsi mise à nu n'adhère plus que par sa base au *pédicule*. Celui-

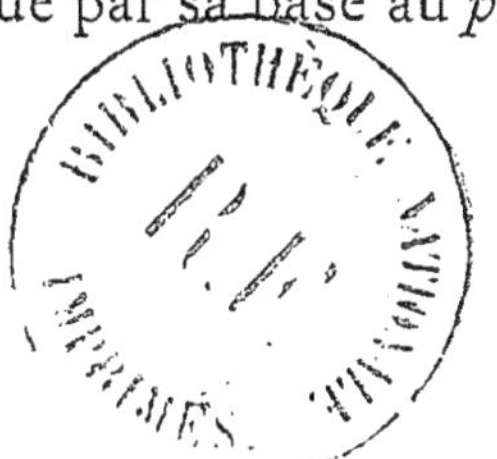

ci contient les gros vaisseaux nourriciers de la tumeur, et varie quant à la longueur et à la largeur de son insertion. Parfois, on y rencontre un pédicule petit, étroit, qui peut être lié en masse. D'autres fois, à cause de la grosseur du pédicule, on se voit obligé de le séparer en deux moitiés en le divisant avec un corps mousse, tel que une pince à disséquer ou une sonde cannelée, et de lier séparément les deux moitiés avec de la soie phéniquée, suffisamment serrée ; de cette façon on éloigne toute crainte d'hémorrhagie. Mais il y a des goîtres dont la base est intimement adhérente à la trachée, faisant, pour ainsi dire, corps avec elle sans pédicule proprement dit. Dans ces cas, on se trouve dans la nécessité de pousser la dissection jusqu'aux cartilages trachéaux en râclant, pour ainsi dire, leur surface ; cette dissection faite avec ménagement n'est pas dangereuse.

3º TEMPS. — *Hémostase définitive et pansement.* — L'ablation de la tumeur accomplie, on procède à la toilette de la surface cruentée après hémostase définitive et complète. Le nombre des ligatures à faire est parfois considérable ; c'est pourquoi il vaut mieux ne pas suturer complètement les lèvres de la plaie, mais laisser à la partie déclive une ouverture pour le placement des drains nécessaires, qu'on enlèvera le plus tôt possible. Une compression méthodique et modérée exercée par un pansement antiseptique complétera l'opération.

MODIFICATIONS APPORTÉES AUX DIVERS TEMPS DE L'OPÉRATION.

Il ne saurait être question ici de l'ablation au moyen de l'écraseur linéaire ou de l'anse galvanique, moyens justement abandonnés. Le thermocautère même ne présente pas dans son emploi de tels avantages à le faire préférer au bistouri qui, aidé de la forcipressure, est le meilleur procédé pour mener à bien l'opération de la thyroïdectomie.

L'incision simple, médiane, est celle qui a subi des modifications par les divers opérateurs. Des incisions en croix, courbes à convexité inférieure, en lambeaux, en T (Rose), en H, en V, furent tour à tour préconisées. Nous donnons la préférence à la simple incision médiane, telle que nous l'avons décrite, qui est suffisante dans tous les cas et a encore l'avantage de mieux se prêter à la réunion par première intention.

Une autre modification bien plus importante, et qui pèse beaucoup dans la balance des résultats éloignés de la thyroïdectomie, comme nous le dirons plus tard, est celle qui a été décrite et pratiquée pour la première fois par Kocher sous le nom d'*évidement*. Voici d'ailleurs en quoi cette modification consiste :

Arrivé sur la tumeur, l'opérateur, au lieu de chercher à l'isoler de ses attaches aux tissus circonvoisins, entame franchement la capsule par une incision correspondante à celle de la peau ; puis, par des manœuvres délicates et lentes, il cherche à débarrasser la tumeur de son enveloppe fibreuse ou capsule, ce qui d'ordinaire n'est pas difficile. Une fois le goître énucléé et extirpé, il ne reste plus en place que sa coque, formant une cavité assez vaste qui finit plus tard par disparaître par cicatrisation. Cette énucléation ou *décapsulation* présente, d'après Kocher et ses adeptes, l'avantage d'éviter d'abord les lésions des nerfs importants de la région, si faciles et fréquentes dans cette opération, de circonscrire et de limiter par une enveloppe infranchissable toute suppuration de la poche et surtout d'éloigner, paraît-il, ou de mitiger certains accidents généraux post-opératoires dont nous parlerons en temps opportun. J.-L. et A. Réverdin en 1883, Julliard, un peu plus tard, se rallièrent à la modification opératoire de Kocher, mais c'est à Socin (de Bâle) que revient incontestablement le mérite d'avoir généralisé le procédé de l'évidement.

L'énucléation, telle que nous venons de la décrire, n'est pas, beaucoup s'en faut, une opération toujours praticable. Même les plus chauds partisans du procédé de Kocher sont portés à reconnaître qu'il est parfois impossible et toujours laborieux.

Il nous reste à décrire l'extirpation partielle ou *monolobaire*. Celle-ci consiste, comme sa qualification l'indique, à limiter l'ablation à l'un des lobes du goître, soit parce que l'on trouve l'un des lobes parfaitement sain, soit parce que, bien que malade, l'on ne veuille l'abandonner à la régression atrophique qui ne tarde pas, dit-on, à le frapper.

Telle que nous venons de la décrire, la thyroïdectomie est une opération qui, bien que d'une certaine gravité, s'offre bien souvent comme seule et ultime ressource au chirurgien. Il est bien vrai que sa gravité immédiate a de beaucoup diminué pendant ces dernières années, et, tandis que les statistiques nous donnaient en 1874 une mortalité de 30 pour 100, Boursier en 1880 n'en comptait plus que 20 pour 100. Billroth, sur 58 opérations, 10 morts, soit 17 pour 100, Julliard, sur 31 cas 5 morts, soit de 16 pour 100, J.-L. · Réverdin, sur 22 interventions n'accuse que 2 morts, soit de 9 pour 100. Rosander (de Stockholm), en 1880, publiait 32 thyroïdectomies totales sans aucune mort. Roux (de Lausanne) citait, en 1891, une statistique de 115 opérations pratiquées par Kocher (de

Berne) avec 2 morts ! A. Réverdin enfin cite, dans la *Revue de Chirurgie* de 1892, 14 opérations avec une mort.

Il ressort clairement, d'après ces statistiques que l'opération de la thyroïdectomie, bien qu'elle soit toujours laborieuse n'est pas cependant émouvante, comme on l'a prétendu, au point de faire reculer la main du chirurgien ; conduite selon les règles de la chirurgie moderne, elle est le plus souvent couronnée de succès. Néanmoins, nous répétons qu'il ne faut jamais l'entreprendre sans indications formelles, pressantes et toujours après échec des injections iodées.

CHAPITRE II

Traitement des tumeurs kystiques du corps thyroïde.

Jusqu'ici nous ne nous sommes occupés que du traitement chirurgical du goître solide. Mais à côté de celui-ci on rencontre souvent une autre variété de tumeurs de la région thyroïdienne qui, par leur nature spéciale, demandent une intervention spéciale dont dont nous allons aborder maintenant l'étude.

Le goître kystique peut s'offrir à notre examen soit comme une tumeur franchement kystique, soit comme une tumeur d'apparence solide. Cette différence est due à la consistance des parois de la tumeur, qui tantôt minces, dépressibles, donnent immédiatement la sensation d'une poche à contenu liquide, et tantôt épaisses, calcifiées, voire même ossifiées, font croire à une tumeur solide. Leur cavité est unique ou multiloculaire ; le contenu peut être séreux, clair et transparent, ce qui est rare ; il est presque toujours rendu trouble, épais, foncé, par la présence d'une proportion plus ou moins considérable de détritus cellulaires, ou de sang plus ou moins altéré dans son hématine. On y rencontre souvent des cristaux de cholestérine et de sédiments de phosphate de chaux (Gosselin).

Quelle que soit la nature du kyste, le traitement qui lui convient est l'intervention chirurgicale. La simple ponction avec le trocart, préconisée quelquefois par certains médecins, est une intervention dérisoire, dictée seulement par la nature timorée de ces praticiens. Ce moyen ne serait excusable que lorsqu'il serait employé dans un but de diagnostic ou d'exploration, et dans ce cas spécial on devrait pratiquer toujours la ponction *docimastique* au moyen de la seringue de Pravaz ou d'un instrument analogue.

Dans le traitement des kystes simples à contenu séreux et à parois cédantes, on obtient de très bons résultats de la ponction suivie d'injection iodée. On peut employer, à cet effet, soit la solution de Lugolle, soit la teinture d'iode du Codex, pure ou dédoublée, soit encore une solution forte de chloral, d'acide phénique ou l'éther iodoformé (Terrier). Pour notre part, nous donnons la préférence à la teinture d'iode pure, et dans deux cas de notre pratique, nous n'avons eu qu'à nous en louer.

Le manuel opératoire est des plus simples. L'injection est faite après avoir vidé complètement la poche de son contenu au moyen d'un trocart à hydrocèle. La quantité de teinture à injecter est égale au volume du liquide retiré, et elle doit rester en contact des parois de la poche hystique pendant deux à trois minutes. On évacue après la teinture d'iode en ne laissant dans la poche qu'une petite quantité de liquide médicamenteux, pour que son action sur les parois du kyste soit continue. Après l'injection, il est bon d'exercer une légère compression sur la tumeur.

Si le succès doit couronner cette petite opération,

on voit bientôt le kyste se remplir, se tuméfier et présenter même un certain degré d'inflammation ; quelques jours se passent dans cet état, puis la réaction se calme, le kyste se rétracte, se réduit et finit par disparaître. Trois à six semaines sont nécessaires pour obtenir la guérison.

Mais dans les kystes multiloculaires et à parois rigides, nous n'avons pas à attendre des résultats avantageux des injections iodées ; elles ont été, au contraire, suivies d'hémorrhagies graves. C'est pourquoi on a recours dans ces cas à l'incision du kyste, et plus rarement, à l'excision.

L'incision peut être faite d'après le procédé de Lücke, qui consiste à inciser la peau largement jusqu'au kyste qu'on incise également à la même séance et dont on réunit les lèvres par des sutures aux lèvres correspondantes de l'incision cutanée. En agissant ainsi, on empêche toute infiltration sanguine et, plus tard, de pus possible dans les mailles lâches du tissu cellulaire. Après dilacération des diverses loges kystiques, évacuation complète du liquide et irrigation antiseptique de la plaie, on bourre la poche de gaze iodoformée qui, outre son action antiseptique, empêche aussi, par la compression qu'elle exerce, toute hémorrhagie *ex-vacuo*, si fréquente dans ces cas.

Le docteur Michel a modifié la manière de faire de Lücke ; son procédé peut être appelé *mixte* ou *procédé à deux temps*. Il consiste dans l'incision, couche par couche de la peau jusqu'à mettre largement à nu la surface kystique antérieure ; puis, à l'aide d'une aspiration, on vide en partie le kyste et l'on applique direcment sur sa face intérieure, ainsi mise à nu, une rondelle de pâte de Canquoin, qu'on laisse en place pendant vingt-quatre heures. Le caustique modifiera la portion du tissu avec lequel il sera en contact, et, quand l'eschare tombera, la poche largement ouverte sera vidée complètement, lavée abondamment avec une solution antiseptique quelconque. Une inflammation suppurative ne tarde pas à survenir, les parois internes du kyste se couvrent de granulations et la poche finit par se rétracter, se remplir et se fermer graduellement. Ce procédé, proposé et exécuté d'abord par le Dr Michel, comme nous l'avons déjà dit, décrit et employé plus tard par Ollier (de Lyon), Gross (de Nancy), présente à côté de ses avantages, le grand inconvénient d'être lent, et par cela même de prolonger les souffrances du malade, chose dont on doit tenir grand compte dans la pratique, pour une affection surtout dont le plus grand contingent est offert par le sexe faible.

Il nous reste à parler de l'excision *partielle* ou *totale* du kyste, opération qui ne diffère que par sa facilité relative de celle pratiquée par le goître parenchymateux. Exécutée par Billroth, Beck (de Fribourg), Henry (de Clermont), et par Tillaux, elle n'est pratiquée d'une manière générale que par Julliard, qui la préconise dans tous les cas, même lorsqu'il s'agit de kystes séreux et uniloculaires.

Nous pensons avoir suffisamment démontré que les tumeurs de la glande thyroïde, à part les néoplasmes malins qui ne rentrent pas dans le cadre de notre présente étude, et dont l'évolution, absolument fatale, ne peut être conjurée, sont justiciables du traitement chirurgical qui est, à vrai dire, le seul rationnel.

CHAPITRE III

Accidents opératoires et conséquences éloignées de la thyroïdectomie.

Les accidents qui peuvent survenir pendant et après l'ablation du goître sont nombreux et, bien, que de nos jours beaucoup d'entre eux aient diminué de fréquence et de gravité, il n'est pas moins vrai qu'il nous est encore donné, malheureusement, d'assister à des accidents, et à des accidents mortels qui peuvent survenir pendant l'opération la mieux conduite. C'est pourquoi il est du devoir du chirurgien de les avoir toujours présents à l'esprit pendant toute la durée de l'acte opératoire, et, par une intervention opportune, sage et réfléchie, prévenir, éloigner ou amender les dangers qui pourraient compromettre la vie du malade et discréditer l'opération.

Les accidents les plus fréquemment observés, sont : l'hémorrhagie, le shock opératoire, la dyspnée, la dysphagie, l'aphonie, la tétanie, la médiastinite et les complications broncho-pulmonaires, et finalement certaines manifestations tardives très bizarres, dépendant du système nerveux : le *myxœdème* ou *cachexie pacyhdermique.*

L'hémorrhagie, bien que moins effrayante de nos jours, n'en est pas moins une complication opératoire avec laquelle il faut compter. Des chirurgiens de la valeur de Nélaton, de Demarquay et de Denonvilliers, ont vu leur malade succomber au milieu de l'opération par hémorrhagie, et Tillaux a rapporté à l'Académie de médecine, en 1880, une observation de thyroïdectomie pendant laquelle il avait craint sérieusement de voir périr son opérée d'hémorrhagie. Notre outillage hémostatique actuel nous met à même de prévenir ou d'arrêter cet accident lorsqu'il apparaît, et le nombre des pinces qu'on est parfois obligé d'employer en ces circonstances est bien grand.

Le collapsus et *le shock opératoire* sont des accidents que nous ne pouvons pas prévoir, et en face desquels le chirurgien se trouve malheureusement trop souvent désarmé.

La dyspnée est un phénomène grave qui reconnaît des causes multiples, savoir : 1° Dyspnée par irritation et excitation des récurrents et par spasme de la glotte ; 2° Dyspnée par section des récurrents et paralysie du larynx ; 3° Dyspnée par ramollissement et déformation trachéale, ou par inflammation plus ou moins intense du conduit aérien.

Dans les deux premières catégories de dyspnée, c'est l'acte opératoire lui-même qui doit en être incriminé, d'autant plus que par certaines précautions opératoires on pourrait prévenir cet accident. Dans la troisième espèce de dyspnée, celle-ci dépend d'une altération plus ou moins avancée de la trachée dans son calibre, dans sa forme ou dans sa direction. On rencontre, en effet, chez les goîtreux tous les types de déviation, d'aplatissement, de déformation de la trachée et qui s'expliquent tous par la forme du goître et la compression qu'il y exerçait; mais la plus fréquente de toutes les déformations est celle en *lame de sabre*. Quant au ramollissement du conduit trachéal, au sens propre du mot, que Rose a le premier décrit, il n'existe guère; ce que l'on observe, c'est l'atrophie des cartilages comprimés et déformés et l'élargissement des membranes interannulaires.

Quoi qu'il en soit, la dyspnée est un accident bien fâcheux qui menace directement la vie de l'opéré et qui peut même devenir parfois mortel, comme il est arrivé à Richelot, à Julliard, à Riedel, etc. C'est pourquoi nous ne saurions avoir assez de ménagements pour les récurrents, en évitant toute irritation instrumentale ou médicamenteuse et à plus forte raison, toute blessure ou section pendant l'opération.

La *dysphagie* survient immédiatement après l'opération et dure quelques jours sans rien laisser de fâcheux après elle. Rarement complète, on se voit bien rarement obligé d'avoir recours à la sonde œsophagienne pour alimenter le malade.

L'altération de la voix est un phénomène autrement fréquent et de plus d'importance; elle peut être portée jusqu'à l'aphonie complète. Ces troubles phonateurs ont été signalés 49 fois sur 191 goîtreux opérés par Krønlein, sans pouvoir les rattacher à une lésion opératoire quelconque. Les premiers observateurs rattachaient nécessairement ces troubles à la section des récurrents. Mais Liebrecht (de Liège), qui a eu la patience de réunir 322 observations où il y a eu aphonie, n'en a trouvé que 9 de section ou de blessure certaines des récurrents. D'ailleurs, comment concilier le fait de la réapparition tardive de la voix, si la seule cause de l'aphonie résidait dans la section des récurrents ? De nombreuses observations sont venues démontrer, en effet, que toute irritation, toute injure, toute violence petite ou grande des récurrents pouvait altérer plus ou moins la voix. Nous savons, du reste, que de telles paralysies ou parésies laryngées sont d'observation fréquente dans le goître, même avant toute intervention.

Un autre accident qui apparaît quelques heures après l'opération c'est la *tétanie*, accident assez fréquent, puisque Billroth l'a observée 10 fois sur 68 opérations. Réverdin en a publié aussi 3 cas, Kocher un autre. La tétanie a été presque exclusivement observée chez la femme. C'est un accident d'ordre nerveux qui dépendrait, suivant Réverdin, d'une irritation du grand sympathique dont, paraît-il (?), l'irritabilité serait plus grande chez la femme. Pour notre part, nous sommes porté à rattacher ces manifestations nerveuses à l'hystérie, hystérie latente avant l'opération et réveillée par le traumatisme.

La tétanie est caractérisée par des douleurs vagues, des crampes très pénibles et des contractures qui débutent et restent limitées aux extrémités et notamment aux mains, mais elles peuvent aussi se généraliser. Ces contractures sont spontanées, elles peuvent encore être provoquées par le moindre attouchement. Cet état spasmodique est précédé de fourmillements ou d'engourdissements dans les régions qui en sont atteintes ; puis, les spasmes toniques surviennent, auxquels succède un relâchement plus ou moins prolongé. Pendant toute la durée de cet état traumatique, la température reste normale, sans troubles cérébraux d'aucune nature. La tétanie dure quelques jours et disparaît graduellement, pour revenir à la moindre émotion ou irritation de la plaie. Sa durée est parfois longue, mais son pronostic est ordinairement bénin, les cas de mort étant rares. Les chirurgiens sont unis sur le traitement à diriger contre la tétanie. Sa bénignité relative impose l'expectation presque absolue. Cependant, certains agents médicamenteux de la classe des nervins seraient à essayer contre cet accident. Dans un cas de tétanie, nous eûmes, pour notre part, recours à l'administration de l'antipyrine, qui a procuré à notre malade un soulagement presque immédiat et une disparition rapide de tous les symptômes de la maladie.

Mais de tous les accidents, de toutes les conséquences opératoires, de toutes les manifestations qui suivent plus ou moins tardivement l'extirpation totale du goître, les plus graves sont certains troubles bizarres d'ordre nerveux qui, sous la dénomination de *cachexie pachydermique* (Charcot), de *myxœdème opératoire* (Réverdin, Ord), de *crétinisme opératoire*, (Bourneville), de *cachexia strumipriva* (Kocher), furent décrits par les différents savants qui s'en sont occupés.

L'attention du monde médical a été attirée pour la première fois sur ce point par William Gull (de Londres), qui, en 1873, apportait devant la Société clinique de cette ville 5 cas d'une affection nouvelle, qu'il désignait sous le nom *d'état crétinoïde.* Quelques années plus tard, en 1877, 6 nouvelles observations étaient rappportées à la Société médico-chirurgicale de Londres par Ord, lequel proposa de donner à la maladie de dénomination de *myxœdème.* Bourneville, mais surtout Charcot, en 1882, ont étudié la maladie et en donnent une description magistrale. Mais c'est J. Reverdin, qui le premier, en 1882, dans une communication lue à la Société médicale de Genève, appela l'attention sur l'identité des troubles nerveux constatés après l'ablation de la glande thyroïde et le myxœdème spontané de Ord. Plus tard, au mois d'avril de l'année 1883, Rocher (de Berne), dans un travail communiqué au Congrès de chirurgie de Berlin, confirmait par l'examen de 24 de ses thyroïdectomies la réalité des phénomènes décrits par Réverdin. Julliard (*Revue de chirurgie*, 1883), Baumgärtner (XIIIe congrès des chirurgiens allemands), König (idem), Grundler (idem), Schmidt, en 1886, Gordon (*the Lancet*, 1886 n° 11), Pietrzikowski, Mickulicz, Stokes, Occhini, de Ruggi, etc., sont venus confirmer et enrichir par leurs observations l'existence du myxœdème opératoire.

Les physiologistes, de leur côté, apportaient des preuves expérimentales de la relation intime qui existe entre l'extirpation de la thyroïde et l'apparition du myxœdème. Schiff, dans un travail : « Sur une série d'expériences sur les effets de l'ablation des corps thyroïdes, 1884-1885 », est venu confirmer péremptoirement, par l'expérimentation sur les animaux, ce que la clinique avait déjà démontré. Il est donc scientifiquement établi que l'extirpation de la glande thyroïde et, nous ajouterions volontiers même, ses altérations pathologiques profondes, produisent fréquemment un état crétinoïde que physiologistes et cliniciens s'accordent à rattacher à la suspension des fonctions physiologiques de la glande. Mais quel est donc le rôle physiologique de la thyroïde ? Malgré les recherches et les expériences du laboratoire, il faut bien avouer que sur ce sujet nous piétinons encore sur place et que la physiologie de la thyroïde est encore pour la science un problème de solution à venir.

Néanmoins, il ressort clairement de ces expériences, et les physiologistes s'accordent à le reconnaître, que la thyroïde n'est pas une glande indifférente contre laquelle on pourrait impunément s'escrimer. Car, pour certains d'entre eux : Albertoni, Tizzoni, Herzen, Juhr, la glande thyroïde aurait pour fonction de permettre à l'hémoglobine de fixer l'oxygène. Bruns, par contre, admet qu'elle joue un rôle dans la formation du sang, soit en éliminant des substances nuisibles, soit en produisant des matériaux nécessaires à la nutrition du système nerveux. Liebermeister, Jésas, Colzi, Wagner, considèrent la thyroïde comme un organe régulateur de la circulation cérébrale. Mais alors, comment expliquer l'absence complète d'accidents myxœdémateux chez les animaux auxquels on a eu soin en extirpant leurs glandes thyroïdes, d'en laisser un petit fragment, qui par son infimité même ne saurait plus remplir son rôle de régulateur ?

C'est pourquoi Schiff, qui avait d'abord embrassé la théorie de Liebermeister, a dû se rallier plus tard avec la plupart des physiologistes à la théorie de Rogowitsch ou théorie *toxique*, d'après laquelle la thyroïde aurait pour rôle d'opérer la neutralisation d'un ou de plusieurs produits toxiques de l'organisme.

Quoi qu'il en soit de ces théories, et jusqu'à plus ample informé sur le rôle physiologique certain du corps thyroïde, il est, comme nous l'avons déjà dit, désormais acquis à la science que son rôle auprès du système nerveux central est très important, et que son intégrité absolue ou relative, et à plus forte raison sa présence, sont nécessaires pour la liturgie et le développement physique et intellectuel de notre organisme (Bourneville, Lancereaux.)

Les symptômes qui caractérisent la cachexie pachydermique pourraient être divisés en trois périodes d'après l'ordre chronologique de leur apparition :

1ᵉ Période nerveuse ou psychopathique ;

2° Période pachydermique ou mucoïde ;

3° Période atrophique.

Dans la première période apparaissent des symptômes nerveux très curieux. L'individu devient morose, mélancolique, abattu ; il perd sa vivacité, son entrain habituel ; sa démarche est lente et incertaine. Cette paresse physique et cette apathie intellectuelles font des progrès à vue d'œil. Parfois cette sidération nerveuse, pour ainsi dire, fait place à un emportement maniaque. La physionomie devient peu mobile et presque sans expression ; l'individu est d'une maladresse inouïe, surtout pour les travaux délicats ; la parole est traînante, lente et hésitante. Un prurit très intense porte le patient à se gratter continuellement au point de lui rendre tout repos impossible. Si le myxœdémateux est très jeune et survit aux progrès de la maladie, il peut en résulter un arrêt dans le développement de l'intelligence et dans la croissance. La température axillaire est presque normale dans la plupart des cas ; quelquefois le thermomètre tombe de demi, un et même deux degrés. Mais même avec une température normale le patient accuse une sensation intense de froid, il grelotte et réclame impérieusement la chaleur. Ajoutons à ces symptômes une anémie très prononcée, des engourdissements douloureux aux extrémités et nous aurons un tableau symptomatologique complet de cette première période.

Après une durée plus ou moins longue, aux symptômes déjà énumérés viennent s'ajouter ceux de la période pachydermique. Cette seconde période est caractérisée par l'apparition d'un œdème *élastique* qui ne garde pas l'emprunte du doigt, on croirait toucher de la gélatine. Le visage, le cou, le tronc, les extrémités et même quelques points des muqueuses, sont le siège de ce gonflement. Même la langue participe à cet état caractéristique; elle devient dure, lourde, elle augmente de volume au point d'embarrasser la parole et d'entraver l'alimentation. Tout cet ensemble donne au patient une physionomie grotesque. A première vue on se croirait en face d'un brightique. C'est à cette période aussi qu'apparaissent les hémorrhagies splanchniques et externes. Les malades sont sujets à des épistaxis, à des hématuries, à des hémorrhagies pulmonaires, encéphaliques, parfois assez abondantes pour compromettre directement leur vie. Ces hémorrhagies peuvent être rapportées à un vrai état *hémophilique*. Le nombre des globules rouges est diminué de la moitié. Kocher en a trouvé 2,168,000 par centimètre cube au lieu de 5,000,000, chiffre normal. Les urines sont normales à cette période; elles contiennent rarement de l'albumine, c'est ce qui paraît du moins résulter des recherches dirigées sur ce point.

Cette période peut durer deux, trois, quatre ans et même bien plus longtemps, avant l'apparition de la période atrophique qui, si elle n'a pas été décrite jusqu'à ce jour, c'est qu'elle a été rarement vue. Ceux qui arrivent à la période atrophique offrent une peau sèche, parcheminée, avec desquamation énorme ; on les croirait atteints d'ichthyosis (Leube d'Erlangen); les poils deviennent ternes, cassants, les cheveux et les ongles tombent. Les urines sont abondantes et contiennent une énorme quantité de *mucine*. Les symptômes, en général, observés à la période nerveuse s'accentuent alors de plus en plus, l'anorexie est complète ; l'épuisement extrême, et les malades finissent par s'éteindre dans un état voisin du marasme.

D'après le tableau des symptômes que nous venons d'exposer, on voit combien le pronostic du myxœdème opératoire est sombre. Cependant les individus qui en sont atteints ne sont pas fatalement voués à la mort. L'amélioration, voire même la guérison ont été obtenues quelquefois, soit spontanément, soit par une bonne hygiène et une thérapeutique appropriée. Nous savons bien que dans ces cas heureux les *fatalistes* se refusent à admettre l'extirpation complète de la thyroïde, mais il n'est pas moins vrai que devant le témoignage de Reverdin, qui cite quatre améliorations chez des pachydermiques avérés chez lesquels la glande a été extirpée dans sa totalité, le doute ne puisse résister. Baumgärtner a également eu deux améliorations sur cinq myxœdémateux. Leube en cite une autre.

Il ne faudrait pas croire cependant que les diverses périodes du myxœdème opératoire, telles que nous les avons admises et décrites se rencontrent toujours avec cet ordre et aussi tranchées dans la pratique. Non. Leurs symptômes se mêlent, se confondent au point de ne pas pouvoir constater de transition marquée entre elles.

La fréquence de la cachexie pachydermique qui suit la thyroïdectomie est grande. Sur vingt-quatre extirpations totales pratiquées par Kocher, nous relevons dix-huit fois le myxœdème ; sur onze cas de Reverdin, nous en notons cinq ; Pietrzikowski en a eu trois cas sur neuf extirpations ; Küster, un cas sur quatre opérés ; Julliard, trois cas sur onze thyroïdectomisés ; Baumgärtner, sur onze opérés, a observé cinq fois le myxœdème ; soit en tout 34 cas, dont 23 femmes et

11 hommes, sur 70 extirpations totales, c'est-à-dire, de 49 p. 100 environ.

Ce tableau nous indique que les femmes sont plus exposées que les hommes au myxœdème, dans la proportion de 49 p. 100 environ. Ce tribut inégal payé par la femme est attribué par certains auteurs au rôle physiologique plus important de la thyroïde chez la femme. Il est donc tout naturel que l'organisme féminin s'en ressente plus que celui de l'homme après une thyroïdectomie totale.

Après le sexe vient l'âge qui lui aussi prédispose au crétinisme opératoire. Horsley a démontré par l'expérimentation sur les animaux que la glande thyroïde était d'autant plus nécessaire à l'animal que celui-ci était plus jeune; et en effet, l'observation nous montre la même chose dans la pratique. Dans 33 cas de myxœdème opératoire répartis au point de vue de l'âge nous voyons :

de 10 à 20 ans.	13 cas.
de 20 à 30 »	13 »
de 30 à 40 »	3 »
de 40 à 50 »	2 »
de 50 à 60 »	1 »
de 60 à 70 »	1 »
Total. . . .	33 cas

CHAPITRE IV

Traitement du Myxœdème.

Il y aurait bien peu de choses à dire sur le traitement curatif de la cachexie pachydermique confirmée. Les inhalations d'oxygène, le séjour dans une atmosphère chaude et humide, les bains chauds en permanence ou prolongés, les préparations martiales, iodurées (Schweighofer), etc., nous paraissent pouvoir remplir certaines indications symptomatologiques primordiales. Une alimentation reconstituante et forcée, lorsque le cas le réclame, complètera les ressources que nous offre la thérapeutique pour soutenir les forces périclitantes du malade.

Mais si nous ne pouvons pas grand'chose contre le myxœdème déclaré, nous pouvons cependant prévenir son apparition. L'expérimentation a devancé la clinique sur ce point, comme sur tant d'autres, en nous montrant que, par certaines modifications dans le manuel opératoire de la thyroïdectomie, on pourrait arriver à se mettre à l'abri du myxœdème opératoire. Ces expériences sur les animaux ont été confirmées par la clinique; de là sont nés : le procédé de Kocher,

c'est-à-dire, l'énucléation ou *décapsulation,* que nous
avons déjà décrite, l'extirpation partielle ou *monolobaire* et l'excision *successive* ou en deux temps. Les
physiologistes, non contents de ces résultats, sont
allés plus loin encore dans leurs tentatives expérimentales. Schiff, Colzi et plus tard Horsley, eurent recours à la *greffe* ou transplantation de fragments de
substance thyroïdienne fraîchement excisée. Le tissu
cellulaire du cou, le péritoine, furent les terrains choi-
sis pour ces expériences. Il en résulta une amélioration partielle dans les phénomènes myxœdémateux.
Dans toutes ces transplantations on voyait, à un mo-
ment donné, le fragment thyroïdien greffé se résorber
et presque en même temps les troubles primitifs réap-
paraître. On pouvait donc en déduire que le fragment
de la glande thyroïde en se résorbant fournissait mo-
mentanément ses éléments constitutifs à l'organisme
et remplaçait provisoirement le corps thyroïde absent.

Vassale, en Italie, Gley, en France, reprenant les
expériences de Schiff, de Colzi et d'Horsley, enlèvent
la glande thyroïde à un certain nombre de chiens,
constatent après cette extirpation des accidents con-
vulsifs très graves, et pratiquent chez un certain nombre d'entre eux non plus des greffes thyroïdiennes
mais des injections intraveineuses de *suc* thyroïdien,
que Schiff, il faut bien le dire ici, avait déjà pensé à
donner en lavement. Et tandis que chez les chiens non
injectés la mort suit de bien près l'apparition des accidents post-opératoires, chez les autres les accès con-
vulsifs cessent, la respiration se régularise, les sujets
mangent. Les accidents reparaissent le lendemain
mais une nouvelle injection les fait cesser.

Toutes ces tentatives parurent si encourageantes
que des opérateurs hardis ne tardèrent pas à trans-

porter ces données expérimentales à la clinique. Lannelongue rapporta à la Société de Biologie (séance du 8 mars 1890), une opération de transplantation de thyroïde de mouton chez une petite fille myxœdémateuse. L'opération avait très bien réussi, en quelques jours la cicatrisation était parfaite, et huit jours plus tard la glande n'était pas encore résorbée. Malheureusement les suites de cette observation n'ont pas été publiées.

Une observation bien plus encourageante a été communiquée par MM. Bettencourt et Serrano (de Lisbonne), à l'Association française pour l'Avancement des sciences (session de Limoges, 9 août 1890). Ce cas mérite d'être cité tout au long et textuellement. « Chez une femme de trente-six ans, atteinte de myxœdème depuis plusieurs années et qui paraissait ne pas avoir de glande thyroïde, nous avons introduit dans le tissu sous-cutané de la région intra-mammaire de chaque côté, la moitié d'une glande thyroïde de mouton. Les suites de l'opération furent très simples et il s'est produit une amélioration immédiate. Cette amélioration s'est d'abord manifestée par une élévation de la température. Le nombre des globules rouges a rapidement et progressivement augmenté; dans l'espace d'un mois, il s'est élevé de 2,442,000 à 4,447,000, presque le chiffre normal. Les mouvements sont devenus plus faciles, la parole moins embarrassée. La transpiration, qui avait complètement disparu, s'est régularisée. Le gonflement du corps s'est atténué. Le poids est descendu de 119 kil. 1/2 à 113 kil. 800. L'époque menstruelle qui a suivi l'opération n'a duré que quatre jours (antérieurement, la menstruation se prolongeait deux et quelquefois trois semaines). » MM. Merklen et Walther (Société médi-

cale des hôpitaux, séance du 14 novembre 1890),
J. Gibson (de Brisbane Queenslande), communiquè-
rent des faits analogues à ceux de Serrano et Bettencourt.

On était sous l'impression de ces encourageantes
tentatives lorsque en juin 1889, Brown-Séquard
fit, à la Société de Biologie de Paris, son étrange et
étonnante communication sur les effets *dynamogéné-
tiques* des injections hypodermiques de suc testicu-
laire. Brown-Séquard dans sa grande conception théorique est parti de cette idée : « qu'on peut trouver
dans les tissus d'animaux une sorte d'essence de viri-
lité, une leucomaïne tonique, susceptible de produire,
à doses extrêmement faibles, autant d'effets utiles que
peuvent en produire de mauvais les ptomaïnes mor-
bides et toxiques ». A l'étonnement et aux espérances
de la première heure que la communication du savant
professeur du Collège de France fit naître, succédèrent
bientôt les controverses, les objections et l'incrédulité
railleuse de la masse.

Cependant des travailleurs sérieux se mirent à con-
trôler les faits énoncés et ne tardèrent pas à se con-
vaincre que la découverte de Brown-Séquard avait le
droit d'être soumise à l'expérimentation clinique.
Des observations favorables vinrent montrer qu'il
fallait enfin compter avec cette méthode dont l'application se fit bientôt aux maladies les plus disparates.

Étant donnés les résultats obtenus par les injections
séquardiennes, il était tout naturel de rechercher si,
par l'emploi d'autres extraits organiques, on ne pourrait pas obtenir des effets curatifs dans les altérations
d'organes similaires aux sucs employés. C'est sous
l'impulsion de ces réflexions qu'on songea à l'extrait
de la glande thyroïde, et qu'on le proposa aussi contre

le myxœdème. Dans le *Bulletin général de thérapeutique* de 1882, on trouve un article très détaillé sur ce sujet, article dû à la plume du Dr Égasse, et auquel nous nous permettrons de puiser les renseignements nécessaires à la description de cette question.

C'est aux médecins anglais Tenwick, Murray, Wallance, que revient le mérite d'avoir songé les premiers à employer le suc de la glande thyroïdienne contre le myxœdème. Henry Tenwick (de Londres), fit à deux malades atteintes de myxœdème, des injections hypodermiques de glande thyroïde de mouton, et vit survenir, dès le lendemain de l'injection, une abondante diurèse suivie ultérieurement d'une amélioration progressive de tous les symptômes de l'affection. De son côté, Georges Murray a fait aussi des expériences pour constater les effets des injections hypodermiques du suc thyroïdien chez une femme de quarante-six ans, myxœdémateuse depuis cinq ans. Il administrait chaque semaine deux injections. Sous l'influence de ce traitement, continué pendant trois mois, la menstruation s'était rétablie, l'épaississement du tissu sous-cutané avait diminué, les sueurs étaient revenues, le relèvement psychique s'était fait progressivement et, une fois l'amélioration bien dessinée, il avait suffi de pratiquer les injections toutes les deux ou trois semaines pour maintenir la guérison.

Beatty et Nappier (de Glascow), rapportent chacun également un cas de guérison par les injections d'extrait aqueux de thyroïde de mouton chez les femmes atteintes de myxœdème. Après ces succès obtenus en Angleterre, on a publié, en juin 1892, à Bruxelles, une observation suivie d'amélioration, et une autre à la Société de Biologie de Paris, en juillet 1892.

Le professeur Bouchard communiqua, en 1892 au Congrès de l'Association française pour l'avancement des sciences, deux cas de myxœdème dont l'amélioration a été des plus rapides. La turgescence œdémateuse de la face, des avant-bras, des paupières, des lèvres, des mains, a disparu avec la plus grande rapidité. La lenteur de la parole, la torpeur intellectuelle, la difficulté dans les mouvements, que présentaient ces deux malades, se sont amendées d'une façon véritablement frappante. La température, qui est toujours chez les myxœdémateux inférieure à la normale, s'éleva sensiblement. La sécrétion urinaire a été à la suite de ces injections très abondante au fur et à mesure que les œdèmes diminuaient. Le professeur Bouchard constata encore pendant ce traitement quelques effets généraux fâcheux : des céphalalgies, des douleurs dans les membres et le thorax, qui durent faire suspendre les injections. Quant à la durée de l'amélioration constatée à la suite de ee traitement, elle paraît n'avoir été que passagère, car les malades ont dû être soumises à une nouvelle série d'injections. Les dernières communications enfin sur ce sujet sont celles de Legroux (de Paris), et de V. Robin (de Lyon), qui notèrent également la disparition rapide de la plupart des symtômes de la cachexie myxœdémateuse.

La préparation de la *thyroïdine* demande beaucoup d'attention, car c'est seulement par une asepsie parfaite qu'on peut se mettre à l'abri d'accidents graves, locaux et même généraux, qui survinrent dans quelques cas où ces précautions furent négligées. Divers procédés de préparation et de conservation de l'extrait de la thyroïde s'offrent au praticien ; le procédé anglais ou procédé d'Edmond White (de Londres), celui d'Arsonval (de Paris), qui consiste dans la filtration sous forte pression (5o atmosphères), par l'acide carbonique liquéfié ; et enfin celui de V. Robin (de Lyon), qui ressemble, à peu de chose près, au procédé anglais.

Pour préparer la thyroïdine, d'après White, on enlève la thyroïde d'un mouton fraîchement tué qu'on débarrasse de tout tissu étranger à la glande. On coupe celle-ci en tranches qu'on enveloppe dans un morceau de toile neuve bouillie dans une solution phéniquée à 6/1ooo puis exprimée. Le tout est placé entre les mors d'une forte pince, ou d'un pressoir que l'on serre vigoureusement. Il s'écoule un liquide trouble, légèrement teinté, mélange de suc thyroïdien et de sang. Ce liquide, recueilli dans une cuiller d'argent flambée, est versé dans un petit flacon à l'émeri, stérilisé à l'eau bouillante et flambé. Ce liquide peut servir pendant plusieurs jours. On en injecte 10 à 15 gouttes à la fois.

Nous ne ferons que mentionner brièvement le traitement du myxœdème par l'injection de glande thyroïdienne, préconisé d'abord par le professeur Howitz (de Copenhague), et expérimenté plus tard par les médecins anglais, Jox, Mackenzie, Baber et Lundie. Howitz cite à l'appui de l'efficacité de ce traitement trois succès. L. Nielsen, Brandes, Grünfeld et plusieurs autres praticiens danois n'ont eu qu'à se louer des heureux effets de cette méthode ; et tout dernièrement encore, les docteurs Murray et Allison (de Newcastle), Olivier (de Durham), Duckworth, Brown, présentèrent devant l'Association médicale britannique (Session de Newcastle-on-Tyne), plusieurs malades notablement améliorés par la seule ingestion de corps thyroïde en substance.

Pour préparer la substance thyroïdienne destinée à être ingérée, le docteur Howitz choisit plusieurs veaux bien gras auxquels il extirpe les glandes thyroïdes qu'il nettoye, les fait cuire, puis hacher et préparer de différentes façons avec l'eau qui avait servi à leur cuisson. Il fait alors, tous les deux jours, ingérer à ses malades de cette préparation une quantité égale à deux lobes thyroïdiens.

Bien que, à l'heure actuelle, la méthode de Brown-Séquard et ses dérivées n'aient pas encore franchi la période d'essais et de tâtonnement, qui marque l'origine de la plupart des méthodes thérapeutiques, nous devons cependant nous hâter de reconnaître que c'est là une nouvelle voie de recherches thérapeutiques, si grosse d'intérêt théorique et pratique qu'il ne faudrait pas dédaigner et condamner de parti-pris les tentatives faites dans ce sens. D'ailleurs, les faits favorables sont déjà trop importants pour être condamnés à l'oubli. Marchons donc dans cette nouvelle voie, confiants dans l'avenir ; abandonnons-nous même aux illusions de l'empirisme d'aujourd'hui qui promet de nous faire sortir de la triste alternative de condamner les malheureux goîtreux à vivre avec leur difformité, ou de leur faire courir le danger de cette hideuse déchéance physique et intellectuelle, du *crétinisme opératoire*.

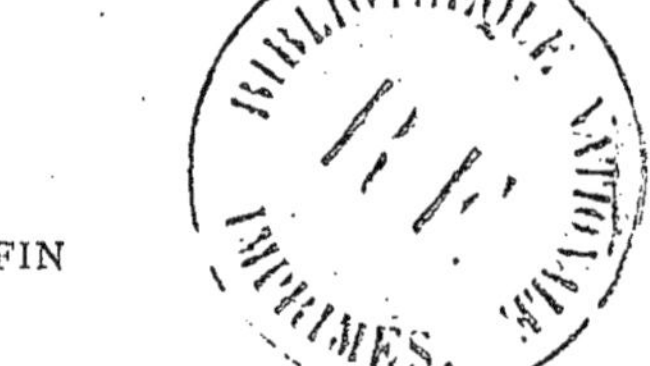

FIN

L'inoculation préventive contre le choléra morbus asiatique, par J. Ferran, traduit par le Dr E. Duhourceau (Prix : 7 fr. 5o).

Lorsque, à la fin de 1884, parurent les premiers travaux du Dr Ferran sur la vaccination cholérique, ils furent accueillis en France avec assez d'incrédulité. Depuis, les recherches des Drs Gamaleia et Haffkine sont venues les confirmer. L'ouvrage qu'il publie aujourd'hui établit ses droits de priorité et présente un grand intérêt au double point de vue de l'histoire et de la science du choléra.

Le Dr Duhourceau, qui avait, un des premiers en France, fait connaître les recherches du savant espagnol, donne de son nouvel ouvrage une traduction qui aidera à la diffusion de cette œuvre méritoire, trop peu connue et mal appréciée chez nous.

Le Nicotinisme, étude de psychologie pathologique, par le Dr Émile Laurent (3 fr. 5o). *Société d'Éditions scientifiques*, à Paris.

M. Laurent est lauréat de la Société contre l'abus du tabac. C'est dire dans quel esprit est conçu le livre dont M. Decroix a écrit la préface.

M. Laurent expose avec clarté, dans un style attrayant, ce qu'il a été à même de voir et d'apprécier, soit dans sa clientèle, soit comme interne des infirmeries des prisons. A sa vaste expérience personnelle, il a ajouté ce qu'il a trouvé de plus saillant dans les ouvrages ou notices publiés antérieurement.

Le Nicotinisme est divisé par l'auteur en huit parties dont les titres indiquent assez l'importance des sujets traités : 1º le tabac et la nicotine ; 2º histoire du tabagisme ; 3º les causes du nicotinisme ; 4º le nicotinisme et les maladies ; 5º le tabac et les facultés psychiques ; 6º le tabac et la race ; 7º le tabac au point de vue social ; 8º traitement du nicotinisme.

La huitième et dernière partie mérite d'être signalée aux médecins ; l'auteur y résume des observations personnelles sur la pratique de la suggestion hypnotique pour faire perdre l'habitude du tabac. Elle a donné de nombreux succès à l'auteur.

CAZIN (Dr Maurice), ancien interne, lauréat des Hôpitaux de Paris, chef du Laboratoire de Clinique chirurgicale de l'Hôtel-Dieu. — **Des origines et des modes de transmission du Cancer.** — 1 vol. in-8° de 100 pages faisant partie de la *Bibliothèque générale de Médecine.* (Prix : 5 fr.)

« La question de l'étiologie des cancers est encore à résoudre « entièrement, et, pour ce qui concerne la nature parasitaire « des néoplasmes malins, il serait encore prématuré d'affirmer « aussi bien que de nier. » Cette conclusion dernière du mémoire de M. le Dr Cazin traduit bien le doute qui reste dans l'esprit après la lecture des nombreux travaux de ces dernières années sur l'étiologie du cancer. Si l'on reste partisan ou adversaire de la théorie parasitaire, c'est seulement par tendance doctrinale et parce qu'on fait choix parmi diverses hypothèses.

Pas plus que ses devanciers, M. le Dr Cazin n'a résolu le problème, du moins a-t-il eu le mérite d'en poser nettement les termes, de relever certaines erreurs, d'apporter quelques nouveaux faits à l'étude, qui se poursuit, de l'inoculabilité des tumeurs.

Ce mémoire est divisé en deux parties. Dans la première, sous le titre : *les Origines du cancer, influences générales et causes locales ; la théorie parasitaire*, il est question du rôle de l'hérédité, de l'alimentation, de l'inflammation, du traumatisme. Certes, les observations ne manquent pas qui inclinent à admettre l'influence des causes précitées, elles ne convainquent pas.

La théorie parasitaire reste une hypothèse. Les microbes trouvés par Resppin, Schewerlin, etc., sont considérés maintenant comme le résultat d'infections secondaires ou de fautes de technique, dans les ensemencements.

Les champignons du cancer décrits par Russell sous le nom de corps à fuchsine, à cause de leur réaction colorante spéciale, ne seraient, d'après les recherches de M. Cazin, que des globes hyalins résultant d'une dégénérescence cellulaire spéciale. Restent les sporozoaires. On ne sait pas les cultiver, et les seules preuves qu'on puisse donner de leur existence sont tirées de la morphologie. Or les « sporozoaires du cancer » ressemblent si bien à des cellules ou à des portions de cellules altérées, que l'entente n'a pu se faire encore entre savants.

La deuxième partie du mémoire de M. le Dr Cazin a trait aux *modes de transmission du cancer.*

L'Homme en mouvement, par MAREY, membre de l'Institut, et GEORGES DEMENY. — Paris, *Société d'éditions scientifiques*, 1ᵉʳ fascicule.

L'étude de la nature a toujours été la source où les artistes ont puisé leurs inspirations. Plus l'art s'élève, plus il est respectueux des lois de l'anatomie ; aussi le voyons-nous, même dans ses créations les plus personnelles, s'astreindre à la copie fidèle du modèle vivant. A ce titre, les productions modernes l'emportent sur la plupart de celles que nous a léguées le passé.

Mais les artistes de l'antiquité avaient le précieux avantage de voir fréquemment l'homme nu en action ; les luttes athlétiques, les courses du stade, les combats du cirque gravaient dans leur mémoire les attitudes expressives qui donnaient à leurs œuvres un caractère frappant de vérité.

Or, comme il est impossible de placer un modèle d'atelier dans les positions instables qui caractérisent le mouvement, l'art moderne était conduit à restreindre son domaine, et pour rester toujours sincère, à ne représenter que les attitudes calmes et reposées.

Lorsque M. Mnybridge, de San-Francisco, parvint, au moyen d'une série de photographies instantanées, à saisir les phases successives des mouvements de l'homme et des animaux, il fournit aux artistes des documents du plus haut intérêt. La méthode du célèbre photographe américain est basée sur l'emploi d'une série d'appareils photographiques.

En France, M. Marey, par une méthode différente, applique la photographie à l'analyse physiologique des mouvements.

L'objectif unique dont son appareil est muni prend les images successives d'un point de vue toujours le même. Cela permet de placer le modèle à toutes distances : soit très loin, quand on veut analyser les mouvements dans leur ensemble, soit très près, s'il s'agit de saisir les changements d'expression du visage, les mouvements de la main, ou l'action locale d'un groupe de muscles.

Frappés des résultats remarquables obtenus dans ces dernières années à la Station Physiologique par M. Marey, qui dirige cet établissement, et par M. Demeny, son habile préparateur, on a cru rendre service aux artistes en publiant leurs études sur les mouvements de l'homme ; la science et l'art se confondent dans la recherche du vrai.

Grâce à l'habile concours de M. Berthaud, la reproduction des photographies est d'une fidélité extrême.

Le présent ouvrage paraîtra en livraisons, chacune de six planches, contenant l'analyse d'une grande variété de mouvements et plusieurs figures agrandies.

Album oblong 3o/4o contenant six planches, comprenant un grand nombre de poses et agrandissements. *Prix : 4 francs et 4 fr. 5o franco par la poste.*

Adresser un mandat à M. le Directeur de la *Société d'éditions scientifiques*, 4, rue Antoine-Dubois et place de l'Ecole de Médecine, Paris.

A LA MÊME SOCIÉTÉ D'ÉDITIONS

Les Sciences biologiques à la fin du XIXᵉ siècle, (médecine, hygiène, anthropologie, sciences naturelles, etc.), publiées sous la direction de MM. R. Blanchard, Charcot, L. Colin, Cornil, Duclaux, Dujardin-Beaumetz, Gariel, Marey, Mathias-Duval, Planchon, Trélat; Labonne et Egasse D.... secrétaires de la rédaction. Cette publication forme un magnifique volume in-8° grand jésus, imprimé à deux colonnes, de plus de 1000 pages et orné d'un nombre considérable de gravures dans le texte

Prix du volume broché...... ..... . 32 »
   —   — relié avec dorures.. 35 »

Barthélemy (Toussaint), médecin nommé au Concours de St-Lazare, chef de clinique à l'Hôpital St-Louis, etc. — *Etudes sur le Dermographisme ou Dermoneurose toxivasomotrice.* In-8 de 490 pages avec 17 planches hors texte.......... ..... 7 50

Baudron, E., ancien interne des hôpitaux de Paris, Lauréat de l'Assistance publique (prix Arnal, 1887). — *De l'Hystérectomie vaginale* appliquée au traitement chirurgical des lésions bilatérales des annexes de l'utérus (opération de Péan). In-8° de 400 pages avec 37 fig. et 5 planches hors texte................ .... 10 »

Berlin. — *Guide de diagnostic gynécologique à l'usage des praticiens* avec une préface par le Dʳ Auvard, accoucheur des hôpitaux de Paris. Avec 72 figures, dont une hors texte (2ᵉ édition)....... ... 6 »

Bianchon, Horace. — *Nos grands médecins d'aujourd'hui.* Préface de Maurice de Fleury. In-8° de 500 pages orné de portraits en sanguine par Desmoulins ...... 10 »

Bureau, professeur agrégé d'accouchement. *Guide pratique d'accouchement.* Conduite à tenir pendant la grossesse, l'accouchement et les suites de couches. In-8° de 420 pages avec figures.............. 6 »

Cazin, docteur ès-sciences, ancien interne, lauréat des hôpitaux de Paris, chef du laboratoire de clinique chirurgicale de l'Hôtel-Dieu. — *Des origines et des modes de transmissions du cancer.* Grand in-8° de 100 pages. .... 5 »

Chéron, J., médecin de St-Lazare, docteur ès-sciences. *Introduction à l'étude des lois génériques de l'Hypodermie, physiologie et thérapeutique.* In-8° de 555 pages avec figures dans le texte............ .. 10 »

Jouin (J.), ancien interne des hôpitaux de Paris, secrétaire annuel de la Société obstétricale et gynécologique de Paris. *Des différents types de metrites*, leur traitement. Avec une préface de M. Péan, membre de l'Académie de médecine, chirurgien de l'hôpital Saint-Louis. In-8° carré de 400 pages 6 »

Laborde (J.V), directeur des travaux pratiques de physiologie à la Faculté de Paris, membre de l'Académie de médecine. — *Traité élémentaire de Physiologie,* d'après les leçons pratiques de démonstrations, précédé d'une introduction technique à l'usage des élèves. In-8 de 450 pages.

Cartonné à l'ang., fer spécial........ 12 »
Broché....................... 10 »

Letulle, professeur agrégé à la Faculté de médecine de Paris, médecin des hôpitaux. *Guide pratique des Sciences médicales,* encyclopédie de poche pour le praticien, publié sous la direction scientifique du Dʳ Letulle. In-18 de 1500 pages.

Cartonné à l'anglaise.... . ..... 12 »
Le supplément pour 1892 . ... 5 »
Le supplément pour 1893. .. .. 5 »

Monin (E.), secrétaire de la société française d'hygiène. — *Formulaire de médecine pratique.* Préface par M. le professeur Peter. In-18 de 600 pages. cartonné à l'angl. 6 »

Quinquaud, médecin des hôpitaux, professeur agrégé à la Faculté de médecine de Paris. — *Thérapeutique chimique et expérimentale.* In-8° raisin de 350 pages... 10 »

SOUS PRESSE :

Gauthier (A.), membre de l'Institut, professeur à la Faculté de médecine. — *Toxines Ptomaïnes et Leucomaïnes.. .....*

IMPRIMERIE DE SAINT-DENIS. — H. BOUILLANT, 20, RUE DE PARIS.